JUGA TU LIBIDO

Impulsar el rendimiento sexual de forma natural mediante jugos

SARA PINTO

TABLA DE CONTENIDO

<u>Recetas de jugos para aumentar la libido</u>

Introducción

Querido lector,

Bienvenido a JUGA TU LIBIDO, una guía completa para mejorar su desempeño sexual y vitalidad a través del poder de los jugos. En este libro, nos embarcamos en un viaje para explorar cómo la abundancia de frutas, verduras y hierbas de la naturaleza puede revitalizar su libido, aumentar la resistencia y mejorar la salud sexual en general.

Hoy en día, muchas personas luchan contra el estrés, la fatiga y las exigencias de la vida diaria, lo que puede afectar su bienestar sexual. En lugar de recurrir a suplementos sintéticos o tratamientos invasivos, JUGA TU LIBIDO ofrece un enfoque holístico para revitalizar tu salud sexual de forma natural.

A lo largo de este libro, descubrirá una gran cantidad de información sobre los beneficios de los jugos para el desempeño sexual, que incluyen:

- Comprender la conexión entre la nutrición y la salud sexual: aprenda cómo los alimentos que consume pueden afectar su libido, sus niveles hormonales y su función sexual en general.

- Explorando la ciencia detrás de los jugos: profundice en las propiedades nutricionales de frutas, verduras y hierbas que pueden mejorar el deseo, la excitación y el rendimiento sexual.

- Creación de recetas de jugos deliciosas y nutritivas: libere el potencial de los afrodisíacos de la naturaleza con una colección de deliciosas mezclas de jugos diseñadas para aumentar la libido, aumentar la energía y respaldar la vitalidad sexual.

- Incorporar jugos a tu estilo de vida: Descubre consejos y estrategias prácticas para incorporar jugos a tu rutina diaria, desde seleccionar los mejores ingredientes hasta maximizar los beneficios de tus jugos.

- Abordar problemas comunes de salud sexual: obtenga información sobre los remedios naturales para la disfunción eréctil, la libido baja y otros problemas que pueden afectar el desempeño sexual, respaldados por investigaciones científicas y asesoramiento de expertos.

- Adoptar un enfoque holístico para el bienestar sexual: aprenda cómo nutrir su cuerpo, mente y espíritu para crear una experiencia sexual equilibrada y satisfactoria, tanto individualmente como con su pareja.

Ya sea que esté buscando reavivar la chispa en su relación, superar desafíos de salud sexual o simplemente optimizar su bienestar general, JUICE YOUR LIBIDO le brinda las herramientas y el conocimiento para transformar su salud sexual de forma natural.

Te invito a embarcarte en este viaje con la mente abierta y la voluntad de explorar el poder transformador de los jugos. Juntos, descubramos los secretos de una vida sexual vibrante y satisfactoria, un delicioso sorbo a la vez.

¡Brindemos por exprimir tu libido y recuperar tu vitalidad sexual!

Con un cordial saludo.

Comprender el poder de los jugos para la salud sexual

Mantener una salud sexual óptima a veces puede parecer un objetivo difícil de alcanzar. Sin embargo, la solución para mejorar el bienestar sexual puede ser más sencilla de lo que cree: los jugos. Los jugos, el proceso de extraer líquido de frutas y verduras, han ganado popularidad por sus numerosos beneficios para la salud, incluido su potencial para mejorar la salud sexual. Esta nota integral explora el poder de los jugos como una forma natural y efectiva de apoyar la vitalidad y el bienestar sexual.

1. Ingredientes ricos en nutrientes:
Los jugos proporcionan una manera conveniente y eficiente de consumir una amplia variedad de nutrientes esenciales para la salud sexual. Las frutas y verduras como las espinacas, la col rizada, la remolacha, las zanahorias, las bayas y los cítricos son fuentes ricas en vitaminas, minerales, antioxidantes y fitoquímicos que promueven la circulación, el equilibrio hormonal y el bienestar general.

2. Flujo sanguíneo y circulación:

Un factor clave en la función sexual es el flujo sanguíneo adecuado al área genital. Se ha demostrado que ciertas frutas y verduras, particularmente aquellas con alto contenido de nitratos como la remolacha y las verduras de hojas verdes, mejoran el flujo sanguíneo y la vasodilatación, lo que puede mejorar la excitación y la respuesta sexual.

3. Equilibrio hormonal:
Los desequilibrios hormonales, como la testosterona y el estrógeno, pueden afectar la libido y la función sexual. Los jugos con ingredientes como el apio, el brócoli y la sandía pueden ayudar a mantener el equilibrio hormonal al proporcionar nutrientes y fitoquímicos esenciales que regulan la producción y el metabolismo de las hormonas.

4. Protección antioxidante:
El estrés oxidativo causado por los radicales libres puede dañar las células y los tejidos de todo el cuerpo, incluidos los implicados en

la función sexual. Tomar jugos con frutas y verduras ricas en antioxidantes, como arándanos, fresas y verduras de hojas verdes, puede ayudar a combatir el estrés oxidativo y proteger contra el deterioro de la salud sexual relacionado con la edad.

5. Desintoxicación y Limpieza:
Las toxinas y contaminantes de fuentes ambientales pueden acumularse en el cuerpo e interferir con la salud sexual. Los jugos con ingredientes desintoxicantes como el jengibre, el limón y el cilantro pueden favorecer los procesos naturales de desintoxicación del cuerpo, promoviendo la salud y la vitalidad en general.

6. Energía y resistencia:
La fatiga y los bajos niveles de energía pueden disminuir el deseo y el rendimiento sexual. Los jugos con ingredientes ricos en nutrientes proporcionan una fuente natural de energía y resistencia, apoyando la

resistencia física y la vitalidad para mejorar las experiencias sexuales.

7. Bienestar mental y emocional:
El estrés, la ansiedad y la depresión pueden afectar negativamente el deseo y la satisfacción sexual. Tomar jugos con ingredientes que mejoran el estado de ánimo, como plátanos, aguacates y verduras de hojas verdes oscuras, pueden ayudar a regular los neurotransmisores y promover sentimientos de relajación, felicidad y conexión emocional.

8. Hidratación y Lubricación:
Una hidratación adecuada es esencial para mantener las membranas mucosas sanas y la lubricación durante la actividad sexual. Los jugos con frutas y verduras hidratantes, como pepinos, sandías y naranjas, pueden reforzar los niveles de hidratación y promover la lubricación natural para mejorar la comodidad y el placer.

9. Salud Digestiva:
Un sistema digestivo sano es crucial para la absorción de nutrientes y el bienestar general, incluida la salud sexual. Los jugos con ingredientes ricos en fibra como manzanas, zanahorias y espinacas pueden favorecer la salud y la regularidad digestiva, reduciendo la hinchazón y las molestias que pueden interferir con el disfrute sexual.

10. Apoyo al estilo de vida:
Además de los jugos, adoptar un enfoque holístico de la salud sexual que incluya ejercicio regular, manejo del estrés, sueño adecuado y relaciones saludables es esencial para el bienestar general. Los jugos pueden complementar estos factores del estilo de vida al proporcionar una manera conveniente y placentera de nutrir el cuerpo y apoyar la vitalidad sexual.

Los jugos ofrecen una estrategia natural y eficaz para mejorar la salud y el bienestar sexual. Al incorporar frutas y verduras ricas en nutrientes a su dieta diaria, puede favorecer la circulación, el equilibrio hormonal, los niveles de energía y la vitalidad general para una vida sexual plena y satisfactoria. Entonces, brinde por los jugos para la salud sexual y obtenga los beneficios de los potentes elixires de la naturaleza.

Capítulo 1: La ciencia detrás de la libido y la nutrición

Explorando la relación entre la dieta y la salud sexual

En el mundo actual, donde la búsqueda de una salud óptima abarca todos los aspectos de nuestras vidas, la conexión entre nutrición y salud sexual está ganando cada vez más atención. Esta nota profundiza en la intrincada relación entre la dieta y la libido, arrojando luz sobre los fundamentos científicos que influyen en nuestra vitalidad sexual.

Entendiendo la libido:
En el centro de la discusión se encuentra la libido, a menudo denominada deseo o impulso sexual. La libido es una interacción compleja de factores fisiológicos, psicológicos y sociales que contribuyen a nuestra excitación y motivación sexual. Si

bien la libido puede variar mucho entre individuos y puede verse influenciada por la edad, el equilibrio hormonal, los niveles de estrés y la dinámica de las relaciones, las investigaciones emergentes sugieren que la nutrición desempeña un papel importante en la modulación de este aspecto esencial de la sexualidad humana.

Nutrición y Salud Sexual:
La nutrición sirve como combustible que impulsa nuestro cuerpo, influyendo en todo, desde los niveles de energía hasta el equilibrio hormonal. Cuando se trata de salud sexual, se ha descubierto que ciertos nutrientes tienen un profundo impacto en la libido, la función sexual y la satisfacción sexual en general.

Nutrientes clave para la salud sexual:
1. Ácidos grasos omega-3: los ácidos grasos omega-3, que se encuentran en pescados grasos como el salmón, así como en las semillas de lino y las nueces, favorecen la

salud cardiovascular y la circulación, factores cruciales para lograr y mantener la excitación.

2. Antioxidantes: Los alimentos ricos en antioxidantes, como frutas, verduras y chocolate amargo, ayudan a combatir el estrés oxidativo y la inflamación, que pueden impedir el flujo sanguíneo y contribuir a la disfunción eréctil o la disminución del deseo sexual.

3. Zinc: Esencial para la producción de testosterona y la salud del esperma, los alimentos ricos en zinc como las ostras, la carne de res y las semillas de calabaza desempeñan un papel vital en el mantenimiento de una libido y una función sexual saludables.

4. Vitaminas B: Las vitaminas B, particularmente B6, B9 (folato) y B12, participan en la síntesis de neurotransmisores y la regulación hormonal, lo que influye en el estado de ánimo, los niveles de energía y el deseo sexual. Las fuentes incluyen verduras de

hojas verdes, legumbres, huevos y carnes magras.

5. L-arginina: un aminoácido que promueve la vasodilatación y el flujo sanguíneo a los genitales; los alimentos ricos en L-arginina, como las aves, los lácteos, las nueces y las semillas, pueden mejorar el desempeño y la satisfacción sexual.

Patrones dietéticos y salud sexual:
Además de los nutrientes individuales, los patrones dietéticos como la dieta mediterránea y la dieta DASH (Dietary Approaches to Stop Hypertension) se han asociado con una mejor función sexual y libido. Estas dietas enfatizan los alimentos integrales, las proteínas magras, las frutas, las verduras y las grasas saludables, al tiempo que limitan los alimentos procesados, el azúcar y las grasas no saludables, lo que favorece la salud cardiovascular y la circulación en general, una piedra angular de la vitalidad sexual.

Más allá de la nutrición: factores del estilo de vida que afectan la libido:
Si bien la nutrición desempeña un papel fundamental en la salud sexual, es esencial reconocer que otros factores del estilo de vida, como el ejercicio, el manejo del estrés, la calidad del sueño y la dinámica de las relaciones, también influyen en la libido y la función sexual. Al adoptar un enfoque holístico de la salud y el bienestar, abordando factores nutricionales y de estilo de vida, las personas pueden optimizar su salud y vitalidad sexual, fomentando una vida íntima plena y satisfactoria.

A medida que nuestra comprensión de la intrincada interacción entre nutrición y salud sexual continúa evolucionando, se vuelve primordial dotar a las personas de conocimientos y recursos para que tomen decisiones dietéticas informadas. Al priorizar los alimentos ricos en nutrientes, adoptar hábitos de vida saludables y buscar apoyo cuando sea necesario, las personas pueden aprovechar el poder de la nutrición para mejorar su libido, revitalizar su salud sexual y recuperar una vida íntima plena y satisfactoria.

Nutrientes que alimentan tu libido

Comprender la intrincada relación entre la nutrición y la libido es crucial para optimizar la salud y la vitalidad sexual. Esta nota profundiza en la ciencia detrás de la libido y destaca los nutrientes clave que desempeñan un papel importante en estimular el deseo y la función sexual.

La libido, a menudo denominada deseo o impulso sexual, es una interacción compleja de factores fisiológicos, psicológicos y ambientales. Si bien factores como el estrés, las hormonas y la dinámica de las relaciones influyen en la libido, la nutrición también desempeña un papel fundamental en el apoyo a la salud y la función sexual.

El papel de los nutrientes en la libido

Los nutrientes actúan como componentes básicos de diversos procesos fisiológicos del cuerpo, incluidos los relacionados con la función sexual. Se ha demostrado que ciertas vitaminas, minerales y otros compuestos tienen un impacto directo en la libido al favorecer la producción de hormonas, mejorar el flujo sanguíneo y promover la salud sexual en general.

Nutrientes clave para la libido

1. Zinc: este mineral juega un papel crucial en la producción de testosterona, una hormona esencial para mantener el deseo y la función sexual tanto en hombres como en mujeres. Los alimentos ricos en zinc

incluyen las ostras, la carne de res, las semillas de calabaza y los garbanzos.

2. Vitamina D: Los niveles bajos de vitamina D se han relacionado con una disminución de la libido y disfunción sexual. La exposición a la luz solar y los alimentos enriquecidos como el pescado graso, los huevos y los productos lácteos fortificados son excelentes fuentes de vitamina D.

3. Ácidos grasos omega-3: estas grasas saludables favorecen la salud cardiovascular y mejoran el flujo sanguíneo, que es esencial para la excitación y el funcionamiento sexual. Las fuentes de ácidos grasos omega-3 incluyen pescado graso (salmón, caballa, sardinas), semillas de lino, semillas de chía y nueces.

4. Vitamina C: Esta vitamina antioxidante ayuda a mejorar la circulación sanguínea y apoya la salud de los vasos sanguíneos, que son fundamentales para la excitación y el rendimiento sexual. Los cítricos, las bayas, el kiwi y los pimientos morrones son excelentes fuentes de vitamina C.

5. Magnesio: El magnesio desempeña un papel en la función de los neurotransmisores y la relajación muscular, los cuales son importantes para la función sexual. Los alimentos ricos en magnesio incluyen las verduras de hojas verdes, las nueces, las semillas, los cereales integrales y las legumbres.

6. L-arginina: este aminoácido es un precursor del óxido nítrico, una molécula que ayuda a relajar los vasos sanguíneos y mejorar el flujo sanguíneo a los genitales, mejorando así la excitación y el rendimiento. Los alimentos ricos en L-arginina incluyen carnes rojas, aves, pescado, productos lácteos y nueces.

7. Vitaminas B: Las vitaminas B, particularmente B6, B9 (folato) y B12, participan en la regulación hormonal y la síntesis de neurotransmisores, que son importantes para la salud sexual. Los alimentos ricos en vitamina B incluyen cereales integrales, verduras de hojas verdes, legumbres, huevos y carnes magras.

8. Hierro: La deficiencia de hierro puede provocar fatiga y disminución de los niveles de energía, lo que puede afectar negativamente a la libido. Las carnes rojas, las aves, el pescado, los frijoles, las lentejas y los cereales fortificados son buenas fuentes de hierro.

Incorporar alimentos que aumentan la libido en su dieta

Para optimizar la libido y la salud sexual, intente incorporar una variedad de alimentos ricos en nutrientes a su dieta. Concéntrese en alimentos integrales como frutas, verduras, proteínas magras, cereales integrales, nueces, semillas y grasas saludables. Además, mantener una dieta equilibrada, mantenerse hidratado y limitar los alimentos procesados y el exceso de azúcar pueden contribuir aún más al bienestar sexual.

Al comprender la ciencia detrás de la libido y la nutrición e incorporar nutrientes que aumentan la libido en su dieta, puede apoyar la salud y la vitalidad sexual. Recuerde que las necesidades individuales pueden variar, por lo que es fundamental escuchar a su cuerpo y consultar con un profesional de la salud para obtener orientación personalizada. Con un enfoque holístico de la nutrición y el estilo de vida, puedes alimentar tu libido y recuperar tu bienestar sexual.

Cómo los jugos pueden mejorar el rendimiento sexual

En la búsqueda de una vida sexual plena y vibrante, entran en juego muchos factores, incluido el estilo de vida, la mentalidad y, sí, la nutrición. La relación entre la dieta y la salud sexual ha sido un área de interés tanto para investigadores como para entusiastas de la salud, con estudios que descubren las intrincadas conexiones entre ciertos nutrientes y la libido. Esta nota profundiza en la ciencia detrás de la libido y la nutrición, explorando cómo los jugos pueden desempeñar un papel en la mejora del desempeño sexual.

El papel de la nutrición en la salud sexual

La nutrición desempeña un papel crucial en el apoyo a la salud y el bienestar general, y sus efectos se extienden también a la salud sexual. Se ha descubierto que ciertos nutrientes tienen beneficios específicos para la libido y la función sexual, entre ellos:

1. Zinc: Este mineral esencial interviene en la producción de testosterona, una hormona clave en la regulación del deseo y el rendimiento sexual. La deficiencia de zinc se

ha relacionado con una disminución de la libido y disfunción sexual tanto en hombres como en mujeres.

2. Vitaminas C y E: estos antioxidantes ayudan a proteger contra el estrés oxidativo y la inflamación, que pueden afectar negativamente la salud sexual. La vitamina C también participa en la síntesis de colágeno, que favorece la salud de los vasos sanguíneos y la función eréctil.

3. Ácidos grasos omega-3: los ácidos grasos omega-3, que se encuentran en el pescado graso, las semillas de lino y las nueces, tienen propiedades antiinflamatorias y pueden mejorar el flujo sanguíneo, que es esencial para la función eréctil y la excitación sexual.

4. Arginina: Este aminoácido es precursor del óxido nítrico, una molécula que ayuda a relajar los vasos sanguíneos y mejorar la circulación. Aumentar la ingesta de arginina

puede mejorar la función eréctil y la satisfacción sexual.

5. Fitonutrientes: los fitonutrientes, que se encuentran en frutas y verduras coloridas, tienen propiedades antioxidantes y antiinflamatorias que respaldan la salud general y pueden tener un impacto positivo en la función sexual.

Los beneficios de los jugos para el desempeño sexual

Los jugos, el proceso de extraer jugo de frutas y verduras, ofrecen una manera conveniente y eficiente de consumir una amplia variedad de nutrientes que apoyan la salud sexual. Así es como los jugos pueden mejorar el desempeño sexual:

1. Densidad de nutrientes: Los jugos permiten el consumo de grandes cantidades de frutas y verduras en forma concentrada, proporcionando una potente dosis de

vitaminas, minerales y fitonutrientes que respaldan la salud general, incluida la función sexual.

2. Hidratación: Una hidratación adecuada es esencial para una salud sexual óptima, ya que ayuda a mantener el flujo sanguíneo y la lubricación. Los jugos proporcionan una fuente hidratante de líquidos, junto con electrolitos esenciales que favorecen la hidratación y el bienestar general.

3. Salud digestiva: Muchas frutas y verduras utilizadas en los jugos son ricas en fibra, lo que respalda la salud digestiva y puede beneficiar indirectamente la función sexual al promover la absorción de nutrientes y eliminar toxinas del cuerpo.

4. Propiedades alcalinizantes: Algunas frutas y verduras, como las verduras de hojas verdes y los cítricos, tienen propiedades alcalinizantes que ayudan a equilibrar los niveles de pH en el cuerpo. Un

ambiente alcalino puede favorecer el equilibrio hormonal y la vitalidad general, que son factores importantes en la salud sexual.

5. Variedad y sabor: Los jugos permiten creatividad y variedad en la selección de ingredientes, lo que facilita la incorporación de una amplia gama de nutrientes a la dieta. Además, el dulzor natural de las frutas puede realzar el sabor de los jugos, convirtiéndolos en un complemento delicioso y agradable para la nutrición diaria.

Incorporar jugos a una dieta equilibrada y nutritiva puede ser una forma sencilla pero eficaz de apoyar la salud sexual y mejorar el rendimiento sexual. Al proporcionar una fuente concentrada de vitaminas, minerales y fitonutrientes, los jugos nutren el cuerpo y promueven la vitalidad general, contribuyendo a una vida sexual plena y satisfactoria. Sin embargo, es importante recordar que, si bien los jugos pueden complementar un estilo de vida saludable, no sustituyen el tratamiento médico ni el asesoramiento profesional. Al igual que con cualquier cambio en la dieta, es recomendable consultar con un proveedor de atención médica o un nutricionista para asegurarse de que los jugos sean apropiados para las necesidades y objetivos individuales. Con elecciones conscientes de nutrición y estilo de vida, las personas pueden empoderarse para optimizar su salud sexual y experimentar los placeres de la intimidad al máximo.

Capítulo 2: Conceptos básicos de los jugos

Primeros pasos: elegir el exprimidor y los ingredientes adecuados

Los jugos se han vuelto cada vez más populares a medida que más personas buscan incorporar hábitos saludables en sus rutinas diarias. Si usted es un exprimidor experimentado o simplemente está comenzando su viaje hacia una mejor salud, comprender los aspectos esenciales de los jugos es crucial para el éxito. En esta guía completa, exploraremos todo lo que necesita saber para comenzar a hacer jugos, desde seleccionar el exprimidor adecuado hasta elegir los mejores ingredientes para una nutrición y sabor óptimos.

Comprender los beneficios de los jugos

Antes de profundizar en los aspectos prácticos de los jugos, es importante comprender los innumerables beneficios que ofrece. Los jugos le permiten consumir fácilmente una variedad de frutas y verduras en forma concentrada, proporcionando una potente dosis de vitaminas, minerales y antioxidantes. Al extraer el jugo de los productos agrícolas, puede disfrutar de una mayor energía, una mejor digestión, una piel más clara y una función inmune mejorada. Además, los jugos pueden ser una forma conveniente de aumentar la ingesta de frutas y verduras, especialmente para quienes tienen dificultades para cumplir con las porciones diarias recomendadas.

Elegir el exprimidor adecuado

Una de las primeras decisiones que deberá tomar al comenzar su experiencia con los jugos es seleccionar el exprimidor adecuado para sus necesidades. Hay varios tipos de exprimidores disponibles, cada uno con sus características y beneficios únicos. Los exprimidores centrífugos son populares por su velocidad y eficiencia, lo que los hace ideales para principiantes y quienes tienen poco tiempo.

Los exprimidores masticadores, por otro lado, funcionan a velocidades más bajas y producen jugo con mayor contenido de nutrientes y una vida útil más larga. Los exprimidores de doble engranaje ofrecen el más alto nivel de extracción de jugo y son ideales para los entusiastas de los jugos. Considere factores como el precio, la facilidad de uso y los requisitos de mantenimiento al elegir un exprimidor que se ajuste a sus preferencias y estilo de vida.

Explorando los ingredientes de los jugos Una vez que haya seleccionado su exprimidor, es hora de explorar la amplia gama de ingredientes disponibles para exprimir. Las frutas como las manzanas, las naranjas y las bayas añaden dulzura y sabor a los jugos, mientras que las verduras como las espinacas, la col rizada y los pepinos aportan vitaminas y minerales esenciales.

Experimente con diferentes combinaciones de frutas y verduras para encontrar perfiles de sabor que atraigan su paladar. No tenga miedo de ser creativo e incorporar hierbas, especias y superalimentos como jengibre, cúrcuma y semillas de chía para obtener beneficios adicionales para la salud. Recuerde elegir productos orgánicos siempre que sea posible para minimizar la exposición a pesticidas y productos químicos.

Consejos para hacer jugos con éxito

Para garantizar una experiencia de extracción de jugos exitosa, hay algunos consejos a tener en cuenta. Comience lavando y preparando bien las frutas y verduras, quitando los tallos, las semillas o la piel dura. Experimente con diferentes combinaciones de productos para encontrar sus sabores y perfiles de nutrientes favoritos.

Beba su jugo fresco inmediatamente para maximizar el contenido nutricional y prevenir la oxidación. Si no puede consumir el jugo de inmediato, guárdelo en un recipiente hermético en el refrigerador hasta por 24 horas. Y, por último, limpie minuciosamente su exprimidor después de cada uso para evitar la acumulación de bacterias y mantener un rendimiento óptimo.

Los jugos son una forma simple pero poderosa de mejorar su salud y vitalidad, proporcionando un medio conveniente para consumir una amplia variedad de frutas y verduras. Al elegir el exprimidor y los ingredientes adecuados, puedes crear brebajes deliciosos y nutritivos que respaldan tu bienestar general. Ya sea que esté buscando iniciar un estilo de vida saludable o simplemente disfrutar del sabor refrescante del jugo fresco, los elementos esenciales para los jugos lo guiarán en su viaje hacia una salud y vitalidad vibrantes.

Técnicas de jugos y consejos para una máxima retención de nutrientes

Los jugos se han convertido en una forma popular de consumir una variedad de frutas y verduras, lo que garantiza una dosis saludable de vitaminas, minerales y antioxidantes en una forma fácilmente digerible. La técnica del jugo consiste en extraer el contenido líquido de frutas y verduras frescas, dejando atrás la pulpa. Si bien los jugos pueden ser una adición beneficiosa a su dieta, el método de extracción y el manejo de los ingredientes desempeñan un papel crucial en el resultado nutricional del jugo. Esta nota cubre técnicas esenciales para hacer jugos y consejos diseñados para maximizar la retención de nutrientes.

• Entendiendo los jugos

1. Tipos de Exprimidores:

- Exprimidores centrífugos: estos exprimidores trituran los ingredientes con un disco que gira rápidamente para extraer el jugo. Si bien son rápidos y rentables, tienden a generar calor y exponer los ingredientes al aire, lo que puede reducir los niveles de nutrientes.

- Exprimidores masticadores (prensado en frío): funcionan a velocidades más lentas y trituran frutas y verduras contra una rejilla, minimizando el calor y la oxidación. Este método conserva más enzimas y nutrientes.

- Exprimidores trituradores: utilizan engranajes gemelos para triturar y prensar los productos a velocidades incluso más lentas que los exprimidores masticadores, ofreciendo el mayor rendimiento y retención de nutrientes.

- Exprimidores de prensa hidráulica: extraen el jugo presionando la pulpa de la fruta o verdura a alta presión, produciendo jugo de la más alta calidad en términos de densidad de nutrientes y rendimiento.

- Maximizar la retención de nutrientes

2. Manipulación y Preparación de Ingredientes:

- La frescura importa: utilice productos frescos y orgánicos para evitar pesticidas y productos químicos. Las verduras y frutas frescas retienen más nutrientes.

- Almacenamiento adecuado: almacene los productos en un lugar fresco y oscuro o en condiciones de refrigeración para retardar la degradación de los nutrientes.

- Preparación previa al jugo: Lave bien todos los productos. Se debe evitar pelar siempre que sea posible, ya que en la piel se encuentran muchos nutrientes y fibras.

3. Técnicas de jugos:

- Exprimido lento: utilice un exprimidor lento si es posible. La velocidad más lenta reduce la exposición al calor y al aire, preservando las enzimas y previniendo la oxidación.

- Extracción pulsante frente a exprimido constante: la expulsión pulsada a veces puede ayudar a reducir la acumulación de temperatura durante la extracción del jugo.

4. Momento de hacer el jugo:

- Consumo Inmediato: Beba el jugo inmediatamente después de su preparación para beneficiarse del máximo contenido de nutrientes. Retrasar el consumo puede provocar la pérdida de nutrientes por oxidación.

5. Combinaciones de jugos:

- Ingredientes equilibrantes: la combinación de una variedad de frutas y verduras puede ayudar a equilibrar los nutrientes y mejorar la absorción. Por ejemplo, agregar una fruta rica en vitamina C, como la naranja, a los jugos de vegetales de hojas verdes puede mejorar la absorción de hierro de las verduras.

- Agregar grasas: Incorporar una pequeña cantidad de grasas saludables, como aceite de linaza o una rodaja de aguacate, puede aumentar la biodisponibilidad de las vitaminas liposolubles.

- Otras Consideraciones

6. Temperatura y Almacenamiento:
- Manténgalo fresco: siempre exprima el jugo a temperaturas frescas, si es posible, y guarde el jugo sobrante en recipientes herméticos llenos hasta el borde para minimizar la exposición al aire, en el refrigerador hasta por 24 horas.

7. Limpieza de su exprimidor:

- Limpieza Inmediata: Limpia tu exprimidor inmediatamente después de su uso para evitar que la pulpa y los residuos se sequen, lo que dificulta su limpieza y puede albergar bacterias.

8. Jugos densos en nutrientes:

- Verduras de hoja verde: incorpore verduras de hoja verde como espinacas, col rizada y acelgas, que son ricas en vitaminas A, C y K, además de minerales como hierro y calcio.

- Hierbas y especias: agregar ingredientes como perejil, cilantro, cúrcuma o jengibre puede aumentar el contenido de antioxidantes y el perfil de sabor de sus jugos.

Los jugos, cuando se hacen correctamente, pueden ser una manera fantástica de complementar su dieta con nutrientes de alta calidad. Al elegir el tipo correcto de exprimidor, manipular los ingredientes adecuadamente y consumir jugo de inmediato, puede asegurarse de recibir los máximos beneficios para la salud de sus esfuerzos por extraer jugo. Recuerde, si bien los jugos son beneficiosos, deben complementar una dieta equilibrada rica en alimentos integrales para garantizar que reciba la fibra dietética adecuada y otros nutrientes esenciales.

Incorporar jugos a su rutina diaria

Los jugos son una tendencia de salud popular que implica extraer líquidos nutritivos de frutas y verduras frescas. Puede ser una forma poderosa de aumentar la ingesta de vitaminas, minerales y antioxidantes y, cuando se incorpora cuidadosamente a su rutina diaria, puede respaldar una variedad de beneficios para la salud. Ya sea que esté buscando aumentar su energía, mejorar la digestión o simplemente aumentar su ingesta diaria de nutrientes, comprender los aspectos esenciales de los jugos puede ayudarlo a comenzar con el pie derecho.

¿Por qué jugo?
Los jugos le permiten consumir una cantidad óptima de vegetales de manera eficiente. Algunos descubren que pueden alcanzar más fácilmente su objetivo diario de verduras bebiéndolas en lugar de comerlas enteras. Los jugos también pueden ayudar al cuerpo a absorber mejor los nutrientes, ya que descomponen las verduras y las frutas, evitando lo que a veces puede ser un sistema digestivo sobrecargado. Además, los jugos pueden ser una forma divertida y sabrosa de experimentar con sabores y descubrir nuevas formas de disfrutar los productos frescos.

Elegir el exprimidor adecuado

Hay varios tipos de exprimidores en el mercado, incluidos los exprimidores centrífugos, masticadores y trituradores, cada uno con sus ventajas y desventajas. Los exprimidores centrífugos son populares debido a su velocidad y asequibilidad, pero pueden ser ruidosos y menos eficientes para extraer jugo de verduras de hojas verdes o pasto de trigo. Los exprimidores masticadores funcionan a una velocidad más lenta, lo que ayuda a conservar los nutrientes y las enzimas y pueden procesar una variedad más amplia de vegetales, incluidas verduras y hierbas. Los exprimidores trituradores son los más eficientes y también los más caros, ideales para quienes se toman muy en serio los jugos.

Entendiendo qué jugo
Se puede hacer jugo de casi cualquier fruta y verdura, pero algunas son más beneficiosas que otras. Las verduras de hojas verdes como las espinacas, la col rizada y las

acelgas están repletas de clorofila y vitaminas clave que se absorben fácilmente en forma de jugo. Las zanahorias, las remolachas, las manzanas y los pepinos también son excelentes para hacer jugos, ya que proporcionan nutrientes esenciales y constituyen una introducción sabrosa para los recién llegados a los jugos. Sin embargo, es importante señalar que el zumo de frutas debe consumirse con moderación debido a su alto contenido en azúcar.

Incorporar jugos a su rutina
Comienza tu día con un vaso de jugo como ritual matutino para hidratarte y energizarte después de horas de ayuno durante la noche. Esto también puede evitar la tentación de consumir bebidas demasiado azucaradas en el desayuno.
Alternativamente, beber jugo antes de una comida puede servir como un excelente aperitivo, ayudándote a sentirte más lleno y reduciendo así la ingesta total de calorías.

Combinaciones de jugos
Experimente con diferentes combinaciones para maximizar los beneficios para la salud. Por ejemplo, una mezcla de jugo de jengibre, limón y remolacha puede ser un poderoso desintoxicante, mientras que el pepino, la manzana y las espinacas pueden servir como un estimulante energético. Comprender las propiedades de cada ingrediente puede ayudarlo a adaptar sus jugos a sus necesidades de salud.

Seguridad y almacenamiento
Es mejor consumir jugo fresco inmediatamente después de exprimirlo, ya que puede perder rápidamente su valor nutricional. Si almacena jugo, manténgalo en un recipiente herméticamente cerrado y consúmalo dentro de las 24 horas para minimizar la pérdida de nutrientes. Siempre lave y, cuando sea necesario, pele las frutas y verduras para eliminar pesticidas y contaminantes antes de exprimirlas.

Equilibrar los jugos con los alimentos integrales

Si bien los jugos pueden ser una valiosa adición a su dieta, no deben reemplazar los alimentos integrales, especialmente porque el jugo carece de fibra, que es crucial para una digestión saludable. Asegúrese de que su dieta siga siendo variada y equilibrada, incluidas frutas y verduras enteras, cereales, proteínas y grasas.

Los jugos ofrecen una excelente vía para aumentar la ingesta de nutrientes y pueden ser una parte deliciosa de su régimen de salud diario. Si comprende cómo seleccionar un exprimidor, qué productos elegir y cómo preparar y almacenar jugo de manera segura, podrá disfrutar de todos los beneficios que los jugos tienen para ofrecer mientras mantiene una dieta equilibrada. Ya sea que sea un exprimidor experimentado o recién esté comenzando, la clave es divertirse y disfrutar de los sabores vibrantes que brinda la naturaleza.

Capítulo 3: Jugos sobrealimentados para la libido

Ingredientes afrodisíacos: una guía sobre frutas, verduras y hierbas que aumentan la libido

Jugos supercargados para la libido: ingredientes afrodisíacos es una guía completa diseñada para ayudar a las personas a aumentar su libido a través del poder de los jugos naturales. Esta guía se sumerge en el mundo de las frutas, verduras y hierbas afrodisíacas, explica sus beneficios y cómo se pueden utilizar para crear bebidas potentes que mejoran la libido. El libro no es sólo una colección de recetas, sino también un recurso educativo sobre cómo mejorar la salud sexual y la vitalidad general a través de la dieta.

- Conceptos clave explicados:

1. Comprender la libido:
El libro comienza con una exploración de qué es la libido y cómo se ve influenciada por diversos factores, incluidos las hormonas, el estrés, el sueño y la salud en general. Sienta las bases para comprender por qué ciertos alimentos tienen un impacto en el deseo y el rendimiento sexual.

2. El Papel de la Nutrición en la Salud Sexual:
Hay una discusión detallada sobre cómo la nutrición juega un papel fundamental en la salud sexual. Cubre cómo los nutrientes afectan el equilibrio hormonal, el flujo sanguíneo y los niveles de energía, todos los cuales son cruciales para una libido saludable.

- Vista detallada de los ingredientes afrodisíacos:

3. Frutas:

- Sandía: Rica en citrulina, que ayuda a aumentar el flujo sanguíneo a los órganos sexuales.
- Aguacate: Cargado de potasio y vitamina E, mejorando la energía y la resistencia.
- Plátanos: Alto en potasio y vitamina B, esenciales para la producción de hormonas.
- Higos: famosos por su forma y textura, los higos tienen un alto contenido de aminoácidos que pueden aumentar la libido.

4. Verduras:
- Apio: Contiene androstenona y androstenol, feromonas que pueden aumentar la excitación sexual.
- Espinacas: Altas en magnesio, que pueden ayudar a dilatar los vasos sanguíneos para un mejor flujo sanguíneo.
- Remolacha: Conocida por su capacidad para aumentar la producción de óxido nítrico y mejorar la circulación.

5. Hierbas:

- Ginseng: Una poderosa raíz conocida por mejorar la función eréctil y el deseo sexual.
- Maca: a menudo conocida como Viagra peruana, ayuda a equilibrar las hormonas y aumentar la resistencia.
- Ginkgo Biloba: Mejora la circulación y se cree que mejora la función sexual al estimular el flujo sanguíneo.

- Recetas y combinaciones de jugos:

6. Recetas de jugos:
El libro ofrece una variedad de recetas que combinan estos ingredientes afrodisíacos en jugos deliciosos y potentes. Cada receta incluye instrucciones detalladas e información nutricional, explicando cómo cada ingrediente contribuye a aumentar la libido.

7. Cómo incorporar estos jugos a tu rutina diaria:
Consejos prácticos para integrar estos jugos en las comidas diarias, ya sea como tónico

matutino, energizante por la tarde o preludio íntimo de una velada.

- Consideraciones de salud:

8. Seguridad y Alergias:
Se analizan las precauciones importantes y los posibles efectos secundarios relacionados con ingredientes específicos. El libro recomienda consultar con un proveedor de atención médica antes de comenzar cualquier dieta nueva, especialmente para aquellos con problemas de salud subyacentes o que están tomando medicamentos.

9. Equilibrando los jugos que aumentan la libido con un estilo de vida saludable:
Enfatiza que si bien estos jugos pueden ayudar a la salud sexual, son más efectivos cuando se usan junto con una dieta equilibrada, ejercicio regular y sueño adecuado.

Jugos supercargados para la libido: ingredientes afrodisíacos tiene como objetivo no solo mejorar la vitalidad sexual a través de alimentos específicos, sino también fomentar un enfoque holístico de la salud y el bienestar. Es una guía esencial para cualquiera que busque potenciar naturalmente su libido y mejorar su salud sexual mediante el poder de los jugos.

Recetas de jugos que aumentan la energía

Hoy en día, mantener niveles de energía y una libido saludable a menudo puede parecer un desafío. La dieta juega un papel crucial para mejorar ambos, e incorporar jugos específicos y ricos en nutrientes a su rutina diaria puede ser una forma poderosa de aumentar su vitalidad y salud sexual.

Esta guía explora varias recetas de jugos que aumentan la energía y que están diseñadas específicamente para mejorar la libido y el bienestar general.

El papel de la nutrición en la libido
La libido, o deseo sexual, puede verse influenciada por una variedad de factores, incluidos los niveles hormonales, el estrés, la calidad del sueño y la salud en general. Los nutrientes juegan un papel directo en todas estas áreas. Por ejemplo, ciertas vitaminas y minerales pueden aumentar los niveles de testosterona y estrógeno, mejorar el flujo sanguíneo y mejorar el estado de ánimo, todo lo cual puede aumentar la libido.

Nutrientes clave para mejorar la libido
- Vitamina C: Mejora la circulación sanguínea y aumenta la excitación. Se encuentra en naranjas, fresas y kiwi.
- Zinc: Aumenta la producción de testosterona, esencial para la libido tanto

masculina como femenina. Las fuentes ricas incluyen espinacas, ajo y semillas de calabaza.
- Magnesio: Reduce el estrés y la ansiedad, aumentando potencialmente la libido. Disponible en verduras de hojas verdes como espinacas y acelgas.
- Potasio: Ayuda en el equilibrio hormonal y los niveles de energía. Los plátanos y los aguacates son excelentes fuentes.
- Antioxidantes: combaten el estrés oxidativo y apoyan la salud vascular, que es crucial para la función sexual. Las bayas, las granadas y la remolacha son excelentes opciones.

Recetas de jugos sobrealimentados
Aquí hay varias recetas diseñadas para mejorar la energía y la libido:

1. Deseo tropical
 - 1 taza de piña fresca
 - 1 naranja, pelada
 - 1/2 plátano

- 1/2 pulgada de raíz de jengibre
- Opcional: una pizca de pimienta de cayena para darle un toque extra

Este jugo está lleno de vitamina C de naranja y piña, lo que mejora el flujo sanguíneo y el estado de ánimo. El jengibre añade un sabor picante y estimula la circulación.

2. Felicidad de las bayas
- 1 taza de frutos rojos variados (fresas, arándanos, frambuesas)
- 1 remolacha pequeña, pelada y cortada en rodajas
- 1/2 manzana para endulzar

Las bayas y la remolacha son ricas en antioxidantes, favorecen la salud vascular y mejoran el flujo sanguíneo, lo que puede aumentar la libido.

3. Green Elixir
- 1 taza de espinacas

- 1 manzana verde
- 1/2 pepino
- 1/2 limón, pelado
- Un puñado de menta

Este jugo verde está cargado de magnesio para reducir el estrés y mejorar el estado de ánimo. El refrescante sabor de la menta y el limón se suma a las propiedades vigorizantes del jugo.

4. Amanecer especiado
  - 1 zanahoria grande
  - 1/2 camote, pelado
  - 1/2 pulgada de raíz de cúrcuma o jengibre
  - 1/4 cucharadita de canela

Tanto las zanahorias como las batatas tienen un alto contenido de vitamina A y antioxidantes, que son vitales para la síntesis hormonal y la mejora de la libido. La cúrcuma y la canela ayudan a reducir la inflamación y mejorar la salud del corazón.

5. Batido de amor con aguacate
  - 1 aguacate maduro
  - 1 plátano
  - 1 taza de agua de coco
  - 1 cucharada de miel o al gusto

El aguacate es rico en potasio y grasas saludables para el corazón que son esenciales para la producción de hormonas y la libido. El plátano añade una textura cremosa y potasio extra.

Uso y beneficios
Es mejor consumir estos jugos frescos, idealmente por la mañana o temprano en la tarde para maximizar sus efectos energizantes. El consumo regular puede conducir a mejores niveles de energía, mejor circulación, mejor estado de ánimo y un aumento notable de la libido.

Al integrar estos jugos supercargados en su dieta diaria, no sólo mejorará su libido sino que también contribuirá a su salud general. Estas bebidas repletas de nutrientes brindan una forma deliciosa y natural de mejorar su salud sexual y sus niveles de energía.

Jugos para mejorar el flujo sanguíneo y la circulación

Cuando se trata de aumentar la libido y mejorar la salud sexual, no se puede subestimar el papel de la nutrición. Los jugos sobrealimentados, repletos de nutrientes específicos, pueden mejorar significativamente el flujo sanguíneo y la circulación, que son cruciales para el desempeño sexual y la vitalidad general. En esta exploración detallada, profundizaremos en cómo se pueden usar ciertos jugos para mejorar la libido, centrándonos en ingredientes clave que estimulan el flujo sanguíneo y mejoran la salud cardiovascular.

- Ingredientes clave para los jugos que aumentan la libido

1. Remolacha: La remolacha es rica en nitratos, que el cuerpo convierte en óxido nítrico. El óxido nítrico ayuda a dilatar los vasos sanguíneos, mejorando el flujo sanguíneo a todas las partes del cuerpo, incluida la zona genital. Esto puede mejorar la función eréctil y la excitación sexual general.

2. Sandía: Esta fruta contiene citrulina, un aminoácido que puede aumentar los niveles de óxido nítrico en el cuerpo. Al igual que la remolacha, tiene el efecto de relajar los vasos sanguíneos y aumentar el flujo sanguíneo, lo que puede mejorar la resistencia y el rendimiento sexual.

3. Granada: Los estudios han demostrado que el jugo de granada puede reducir la presión arterial y mejorar el flujo sanguíneo. La granada también es rica en antioxidantes, que protegen el óxido nítrico del cuerpo de la destrucción de los radicales libres.

4. Jengibre: El jengibre es otro poderoso estimulante de la circulación. Actúa expandiendo los vasos sanguíneos y aumentando el calor corporal, lo que a su vez ayuda a que la sangre fluya más libremente, mejorando la sensación y el placer sexual.

5. Ajo: Si bien no se usa tradicionalmente en jugos, el ajo puede ser una potente adición a ellos. El ajo contiene alicina, que puede mejorar el flujo sanguíneo y aumentar la flexibilidad de los vasos sanguíneos. Se pueden exprimir pequeñas cantidades con otras verduras para enmascarar el sabor fuerte.

6. Verduras de hojas verdes: las espinacas, la col rizada y otras verduras de hojas verdes tienen un alto contenido de nitratos, al igual que la remolacha. También están cargados de antioxidantes, vitaminas y minerales que promueven la salud general y apoyan la salud vascular.

- Creando tu jugo para mejorar la libido

Para preparar un jugo sobrealimentado para mejorar la libido, considere una combinación que incluya varios de los ingredientes enumerados anteriormente. Por ejemplo, un jugo potente podría consistir en remolacha, una rodaja de sandía, un puñado de semillas de granada, un pequeño trozo de jengibre y una hoja verde como la espinaca. Esta combinación no sólo mejora el flujo sanguíneo sino que también mejora la resistencia y puede ayudar a mantener los niveles de energía.

- Consejos para hacer jugos

- Utilice ingredientes frescos: utilice siempre frutas y verduras frescas para maximizar los beneficios nutricionales y el sabor de sus jugos.
- Productos orgánicos: elija productos orgánicos cuando sea posible para evitar pesticidas y productos químicos que puedan afectar el equilibrio hormonal y la salud en general.
- Hidratación adecuada: recuerda que la hidratación es clave para la salud vascular general, por lo que incluye ingredientes hidratantes y bebe mucha agua a lo largo del día.
- La consistencia es clave: el consumo regular de estos jugos puede ayudar a mantener sus beneficios, así que inclúyelos como parte de tu rutina diaria.

- Consideraciones de salud

Si bien estos jugos son naturales y generalmente se consideran seguros, es importante consumirlos como parte de una dieta equilibrada. Las personas con determinadas afecciones médicas, como cálculos renales o enfermedad por reflujo gastroesofágico, deben tener precaución, especialmente con los jugos de remolacha y cítricos. Siempre consulte con un proveedor de atención médica si no está seguro de introducir un nuevo elemento en su dieta, especialmente si está tomando medicamentos o tiene una condición de salud crónica.

Los jugos supercargados son una forma deliciosa y natural de aumentar la libido y mejorar la salud sexual al aumentar el flujo sanguíneo y la circulación. Al incorporar estos jugos a su rutina diaria, podrá disfrutar del doble beneficio de una mayor vitalidad sexual y un mejor bienestar general. Ya sea que se trate de un comienzo refrescante para el día o una forma dulce de terminar las comidas, estos jugos podrían ser el impulso que su cuerpo necesita para rendir al máximo, tanto dentro como fuera del dormitorio.

Capítulo 4: Jugos para el equilibrio hormonal

Comprender las influencias hormonales sobre la libido

El equilibrio hormonal es crucial para mantener la salud y el bienestar general, incluida la salud sexual y la libido. El sistema endocrino, que regula las hormonas, influye en todo, desde el estado de ánimo y los niveles de energía hasta la función sexual y la libido. Los desequilibrios hormonales pueden provocar diversos síntomas, incluidas fluctuaciones en el deseo sexual. Los jugos, como parte de una dieta equilibrada, pueden ser una forma natural y eficaz de favorecer el equilibrio hormonal y potencialmente aumentar la libido.

Comprender las hormonas y la libido

La libido, o deseo sexual, está influenciada en gran medida por hormonas como el estrógeno, la testosterona y la progesterona. En las mujeres, el estrógeno y la progesterona desempeñan un papel importante en la función sexual y afectan todo, desde el deseo sexual hasta la lubricación vaginal. En los hombres, la testosterona es la hormona clave que influye en la libido. Un desequilibrio en cualquiera de estas hormonas puede provocar una disminución de la libido y otros problemas de salud sexual.

El papel de la nutrición en el equilibrio hormonal

La nutrición juega un papel fundamental en el apoyo al sistema endocrino. Las vitaminas, minerales y antioxidantes que se encuentran en las frutas y verduras ayudan a desintoxicar el cuerpo y favorecen la producción y regulación de hormonas. Los jugos son una excelente manera de consumir una cantidad concentrada de estos nutrientes, lo que puede ayudar a mejorar el equilibrio hormonal general.

Ingredientes efectivos para hacer jugos

1. Verduras crucíferas: el brócoli, la col rizada, la coliflor y las coles de Bruselas son ricas en indol-3-carbinol, que ayuda a desintoxicar el exceso de estrógeno del cuerpo. Esto es particularmente beneficioso para las mujeres con predominio de estrógenos, una condición que puede suprimir la libido.

2. Frutas cítricas: Ricas en vitamina C, las frutas cítricas como las naranjas, los pomelos y los limones ayudan a mejorar la función inmune general y ayudan a reducir los niveles de cortisol. El cortisol elevado puede afectar negativamente a las hormonas sexuales.

3. Remolacha: rica en boro, mineral asociado con la producción de hormonas sexuales. La remolacha también ayuda a aumentar el flujo sanguíneo, lo que puede mejorar la libido.

4. Jengibre: Conocido por sus propiedades antiinflamatorias, el jengibre puede mejorar la circulación y el flujo sanguíneo, algo importante para la función sexual.

5. Granada - Los estudios sugieren que el jugo de granada puede aumentar los niveles de testosterona tanto en hombres como en mujeres, aumentando potencialmente el deseo sexual y el estado de ánimo.

6. Verduras de hojas verdes: las espinacas, las acelgas y otras verduras de hojas verdes tienen un alto contenido de magnesio, un mineral que favorece la producción de hormonas sexuales.

Recetas de jugos para el equilibrio hormonal

1. Desintoxicante verde
   - 2 tazas de col rizada
   - 1 taza de espinacas
   - 1/2 manzana verde
   - 1/2 limón, pelado
   - Trozo de jengibre de 1 pulgada

 Este jugo ayuda a desintoxicar el hígado,
que es crucial para regular las hormonas.

2. Felicidad de remolacha
   - 1 remolacha grande
   - 1 manzana
   - 1 zanahoria
   - Trozo de jengibre de 1 pulgada

Esta mezcla no solo favorece la salud
hormonal sino que también mejora la
circulación y mejora la libido.

3. Explosión de cítricos
   - 2 naranjas
   - 1/2 pomelo

cuerpo en un compuesto conocido como DIM (diindolilmetano). DIM ayuda a equilibrar los niveles de estrógeno y se ha demostrado que promueve un equilibrio saludable entre los metabolitos de estrógeno buenos y potencialmente dañinos.

2. Verduras de hojas verdes:
   - Ejemplos: espinacas, acelgas y coles.
   - Beneficios: Rico en magnesio, que juega un papel crucial en la regulación hormonal. El magnesio puede ayudar con los síntomas del síndrome premenstrual y respaldar la función tiroidea.

3. Bayas:
   - Ejemplos: arándanos, fresas y frambuesas.
   - Beneficios: Alto en antioxidantes, que protegen las células del daño, incluidas las células que producen hormonas. También ayudan a reducir la inflamación y pueden ayudar a controlar los cambios de humor provocados por las hormonas.

4. Cítricos:
   - Ejemplos: limones, naranjas y pomelos.
   - Beneficios: Tienen un alto contenido en vitamina C, esencial para el funcionamiento de las glándulas suprarrenales. Las glándulas suprarrenales desempeñan un papel importante en la producción de hormonas, incluidas las hormonas del estrés, el cortisol y la adrenalina.

5. Aguacate:
   - Beneficios: Rico en beta-sitosterol, que puede ayudar a equilibrar la hormona del estrés, el cortisol. Los aguacates también tienen un alto contenido de grasas monoinsaturadas, que son fundamentales para la producción de hormonas reproductivas.

6. Semillas:
   - Ejemplos: semillas de lino, semillas de chía y semillas de calabaza.

 - Beneficios: Las semillas de lino son particularmente conocidas por sus lignanos, que pueden ayudar a equilibrar los niveles de estrógeno. Las semillas de calabaza son ricas en zinc, vital para la producción de testosterona y progesterona.

7. Remolachas:
 - Beneficios: Alto en nitratos que mejoran el flujo sanguíneo y pueden ayudar a reducir la presión arterial. La remolacha también contiene betaína, que favorece la función hepática y ayuda al cuerpo a eliminar el exceso de hormonas.

8. Hierbas:
 - Ejemplos: maca, ashwagandha y cúrcuma.
 - Beneficios: La raíz de maca es conocida por su capacidad para mejorar la fertilidad y equilibrar los niveles hormonales. Ashwagandha apoya la función tiroidea y ayuda a regular los niveles de cortisol. La cúrcuma, con su ingrediente activo

curcumina, tiene potentes propiedades antiinflamatorias y puede ayudar al equilibrio hormonal.

Recetas de jugos para el equilibrio hormonal:

1. Jugo verde desintoxicante:
   - Ingredientes: 1 taza de col rizada, ½ taza de espinacas, 1 manzana verde, ½ pepino, 1 tallo de apio, jugo de ½ limón.
   - Beneficios: Desintoxica el organismo y apoya la salud del hígado, esencial para el equilibrio hormonal.

2. Impulso de los cítricos y las bayas:
   - Ingredientes: 1 taza de frutos rojos variados, 1 naranja, ½ pomelo, 1 zanahoria.
   - Beneficios: Aumenta la ingesta de antioxidantes y apoya la salud suprarrenal.

3. Jugo antiinflamatorio:

- Ingredientes: ½ remolacha, 1 pulgada de raíz de cúrcuma, 1 pulgada de raíz de jengibre, 1 zanahoria, 1 manzana.
- Beneficios: Reduce la inflamación y favorece la desintoxicación del hígado.

4. Jugo de poder de semillas:
- Ingredientes: 1 manzana, 1 pera, 1 cucharada de semillas de lino molidas, 1 cucharada de semillas de chía, jugo de 1 limón.
- Beneficios: Equilibra los estrógenos y favorece la salud digestiva.

Cuando se utilizan jugos como herramienta para el equilibrio hormonal, es importante mantener una dieta equilibrada y consultar a los profesionales de la salud, especialmente para aquellas personas con problemas de tiroides u otros trastornos hormonales. Los jugos pueden ser un poderoso complemento a los cambios en el estilo de vida, los medicamentos y otros ajustes dietéticos destinados a lograr el equilibrio hormonal.

Los jugos para el equilibrio hormonal, particularmente en el manejo del estrés y los niveles de cortisol, ofrecen un enfoque natural y holístico para mejorar la salud y el bienestar general. Cuando nuestras hormonas están desequilibradas, especialmente las hormonas del estrés como el cortisol, puede provocar diversos problemas de salud, como fatiga, aumento de peso y alteraciones del estado de ánimo. Los jugos pueden desempeñar un papel crucial para ayudar a regular estas hormonas al proporcionar al cuerpo una fuente concentrada de nutrientes que respaldan la salud hormonal.

Comprender el cortisol y sus efectos

El cortisol, a menudo denominado la hormona del estrés, es producido por las glándulas suprarrenales en respuesta al estrés y a la baja concentración de glucosa en sangre. Si bien el cortisol es vital para diversas funciones corporales, incluida la regulación del metabolismo y la respuesta inmune, los niveles elevados crónicos de cortisol pueden provocar varios problemas de salud. Estos incluyen inmunidad suprimida, hipertensión, niveles altos de azúcar en sangre, resistencia a la insulina, antojos de carbohidratos, síndrome metabólico y aumento de grasa abdominal.

- Nutrientes clave y sus funciones

Varios nutrientes son particularmente importantes para controlar los niveles de cortisol y mejorar el equilibrio hormonal:

1. Vitamina C. Se ha demostrado que la vitamina C, que se encuentra en altos niveles en las frutas cítricas, los pimientos morrones y las verduras de hojas verdes oscuras, ayuda a reducir los niveles de cortisol y mejora la respuesta del cuerpo al estrés.

2. Magnesio: A menudo denominado el mineral relajante, el magnesio se puede encontrar en las espinacas, las acelgas y las semillas de calabaza. Ayuda a calmar el sistema nervioso y es esencial para cientos de reacciones bioquímicas en el cuerpo, incluidas aquellas que ayudan a regular los niveles de cortisol.

3. Vitaminas B: son cruciales para la producción de energía y el funcionamiento adecuado del sistema nervioso. Las vitaminas B pueden ayudar a mejorar el estado de ánimo y reducir el estrés, lo que lleva a niveles más bajos de cortisol. Buenas fuentes incluyen las verduras de hojas verdes, la remolacha y los aguacates.

4. Ácidos grasos omega-3: aunque normalmente no se encuentran en el jugo, agregar un chorrito de aceite de linaza o semillas de chía al jugo puede proporcionar omega-3, que se sabe que reducen la inflamación y ayudan a controlar los niveles de estrés.

5. Antioxidantes: las frutas y verduras como los arándanos, las manzanas y las zanahorias tienen un alto contenido de antioxidantes, que combaten el estrés oxidativo, un subproducto de los altos niveles de cortisol.

- Recetas de jugos efectivas para el equilibrio hormonal

1. Bondad verde: espinacas, col rizada, pepino, manzana verde, apio y limón. Este jugo es rico en magnesio, vitamina C y vitaminas del grupo B.

2. Citrus Bliss: naranjas, pomelo, limón y un toque de menta. Esta mezcla refrescante aumenta la vitamina C para ayudar a regular los niveles de cortisol.

3. Berry Boost: arándanos, fresas, frambuesas y una remolacha pequeña. Las bayas y la remolacha tienen un alto contenido de antioxidantes y nitratos naturales, que mejoran el flujo sanguíneo y reducen el estrés.

4. Calma tropical: agua de piña, mango y coco. La piña contiene bromelina, una enzima que puede ayudar a mejorar la digestión y reducir la inflamación.

- Consejos para hacer jugos

- Utilice siempre productos frescos y orgánicos para minimizar la exposición a pesticidas.
- Beba jugo en ayunas para maximizar la absorción de nutrientes.
- Evite añadir demasiadas frutas para evitar el consumo excesivo de azúcar.
- Beba zumo recién hecho inmediatamente para beneficiarse de todo el contenido de nutrientes.

Incorporar jugos a su rutina diaria puede ser una forma poderosa de apoyar el equilibrio hormonal y controlar el estrés y los niveles de cortisol. Al seleccionar los ingredientes adecuados, puedes aprovechar el poder curativo natural de las frutas y verduras para mejorar tu salud y tu resistencia contra el estrés. Recuerde, si bien los jugos pueden ser una adición beneficiosa a una dieta equilibrada, deben ser parte de un enfoque integral de la salud que incluya otros factores del estilo de vida, como ejercicio regular, sueño adecuado y técnicas de manejo del estrés.

Capítulo 5: Apoyar la salud sexual de forma natural

Jugos desintoxicantes para un cuerpo y una mente sanos

Mantener una salud sexual óptima es esencial para el bienestar general. Sin embargo, muchas personas pueden tener problemas relacionados con la salud sexual debido a factores como la mala alimentación, el estilo de vida sedentario, el estrés y las toxinas ambientales. Afortunadamente, existen formas naturales de apoyar la salud sexual y un método poderoso es mediante el consumo de jugos desintoxicantes.

Apoyando la salud sexual de forma natural: jugos desintoxicantes para un cuerpo y una mente sanos explora la intersección entre nutrición, desintoxicación y bienestar sexual. En esta guía completa, los lectores descubrirán cómo incorporar jugos frescos y ricos en nutrientes a su rutina diaria puede ayudar a limpiar el cuerpo, aumentar la vitalidad y mejorar la función sexual.

Profundiza en problemas comunes que pueden afectar la función sexual, como desequilibrios hormonales, inflamación y estrés oxidativo, y explica cómo los jugos desintoxicantes pueden ayudar a abordar estos factores subyacentes.

Cada capítulo explora un aspecto diferente de la salud sexual y ofrece deliciosas recetas de jugos diseñadas específicamente para abordar esas áreas. Desde mezclas para equilibrar hormonas hasta brebajes ricos en antioxidantes, los lectores encontrarán una variedad de recetas diseñadas para apoyar la libido, la resistencia, la fertilidad y la vitalidad sexual en general.

Además, el libro va más allá de las recetas y proporciona información detallada sobre los beneficios nutricionales de cada ingrediente utilizado en los jugos. Los lectores aprenderán sobre las vitaminas, minerales, antioxidantes y fitonutrientes específicos que se encuentran en las frutas, verduras y hierbas y que contribuyen a la salud y el bienestar sexual.

Además, el libro enfatiza la importancia de la salud integral al analizar los factores del estilo de vida que pueden afectar la función sexual, como el ejercicio, el manejo del estrés y el sueño adecuado. Ofrece consejos prácticos y estrategias para incorporar estas prácticas en la vida diaria para promover una vida sexual equilibrada y satisfactoria.

Supporting Sexual Health Naturally también aborda conceptos erróneos y mitos comunes en torno a la salud sexual y la desintoxicación, proporcionando información basada en evidencia para capacitar a los lectores a tomar decisiones informadas sobre su salud.

En general, este libro sirve como un recurso integral para cualquiera que busque optimizar su salud sexual de forma natural. Ya sea que esté luchando con problemas específicos de salud sexual o simplemente quiera mejorar su bienestar general, los jugos desintoxicantes y las estrategias de estilo de vida descritas en esta guía ofrecen un enfoque holístico para apoyar la vitalidad sexual y lograr un cuerpo y una mente sanos.

Al abrazar el poder de los ingredientes curativos de la naturaleza y adoptar un enfoque holístico del bienestar, los lectores pueden embarcarse en un viaje hacia una mejor salud, vitalidad y satisfacción sexual. Supporting Sexual Health Naturally no es sólo un libro: es una hoja de ruta hacia una vida más sana, feliz y vibrante.

Recetas para reforzar el sistema inmunológico y el bienestar general

Mantener una salud sexual óptima es esencial para el bienestar general.bienestar hSin embargo, con la abundancia de alimentos procesados y factores estresantes del estilo de vida, muchas personas luchan por priorizar su salud sexual. Esta nota tiene como objetivo brindar información valiosa y orientación sobre cómo apoyar la salud sexual de forma natural a través de recetas saludables diseñadas para estimular el sistema inmunológico y promover el bienestar general.

Comprender la importancia de la salud sexual va más allá de la intimidad física; abarca el bienestar emocional, mental y social. Apoyar la salud sexual requiere un enfoque holístico que aborde varios factores, incluidos la nutrición, el ejercicio, el manejo del estrés y la higiene del sueño.

El papel de la nutrición en la salud sexual: La nutrición juega un papel crucial en el apoyo a la salud sexual al proporcionar nutrientes esenciales que alimentan el cuerpo y promueven el equilibrio hormonal. La incorporación de alimentos ricos en nutrientes a su dieta puede mejorar la libido, mejorar la función sexual y aumentar la vitalidad general. Las recetas incluidas en este libro están cuidadosamente elaboradas para aprovechar el poder de los ingredientes naturales conocidos por sus propiedades afrodisíacas y beneficios para estimular el sistema inmunológico.

Recetas para apoyar el sistema inmunológico: Un sistema inmunológico fuerte es vital para mantener la salud sexual y el bienestar general. Las recetas de este libro se centran en incorporar ingredientes que estimulan el sistema inmunológico, como frutas, verduras, hierbas y especias ricas en antioxidantes, vitaminas y minerales. Desde vibrantes tazones de batidos hasta sopas nutritivas y ensaladas abundantes, cada receta está diseñada para apoyar la función inmune y mejorar la vitalidad.

Alimentos afrodisíacos y sus beneficios: Ciertos alimentos han sido venerados por sus propiedades afrodisíacas durante siglos, y se cree que mejoran el deseo, la excitación y el rendimiento sexual. Este libro explora la ciencia detrás de estos alimentos afrodisíacos y cómo pueden impactar positivamente la salud sexual. Desde deliciosos postres de chocolate amargo hasta tentadores platos de mariscos y tés de hierbas aromáticas, cada receta celebra los placeres sensuales de la comida mientras nutre el cuerpo y el alma.

Manejo del estrés y salud sexual:

El estrés crónico puede afectar negativamente la salud sexual al afectar los niveles hormonales, la libido y la vitalidad general. La incorporación de prácticas para reducir el estrés, como la meditación, el yoga y la atención plena, puede ayudar a promover la relajación y mejorar el bienestar sexual. Las recetas de este libro se complementan con consejos para gestionar el estrés y fomentar una sensación de calma y equilibrio en la vida diaria.

Sueño y salud sexual:
Un sueño de calidad es esencial para la salud sexual y el bienestar general. Dormir mal puede alterar el equilibrio hormonal, reducir la libido y afectar la función sexual. Este libro proporciona recetas diseñadas para favorecer un sueño reparador, incorporando ingredientes conocidos por sus propiedades calmantes y promotoras del sueño. Desde tés de hierbas relajantes hasta refrigerios nutritivos antes de acostarse,

cada receta tiene como objetivo mejorar la calidad del sueño y rejuvenecer el cuerpo.

Apoyar la salud sexual de forma natural es un viaje que comienza con nutrir el cuerpo, la mente y el espíritu. Al incorporar alimentos ricos en nutrientes, prácticas para reducir el estrés y hábitos de sueño reparadores en su estilo de vida, puede mejorar la vitalidad sexual, estimular la función inmune y cultivar el bienestar general. Las recetas y los conocimientos compartidos en este libro tienen como objetivo inspirarlo y empoderarlo en su camino hacia una salud y vitalidad sexual óptimas.

Jugos para mejorar la calidad del sueño y recuperar la vitalidad

Mantener la salud sexual y la vitalidad estos días son esenciales para el bienestar general y la calidad de vida. Sin embargo, muchas personas luchan con problemas como baja libido, disfunción eréctil y disminución de la satisfacción sexual, a menudo debido a factores como el estrés, la mala calidad del sueño y una nutrición inadecuada.

Esta nota tiene como objetivo brindar información valiosa sobre cómo los remedios naturales, en particular los jugos elaborados con frutas y verduras frescas, pueden respaldar la salud sexual al mejorar la calidad del sueño y restaurar la vitalidad. Al aprovechar el poder de la generosidad de la naturaleza, las personas pueden mejorar su vitalidad sexual, rejuvenecer sus cuerpos y experimentar una mayor satisfacción en sus relaciones íntimas.

Comprender el vínculo entre la calidad del sueño y la salud sexual

Un sueño de calidad es fundamental para mantener una salud y función sexual óptimas. Durante el sueño, el cuerpo pasa por procesos esenciales como la regulación hormonal, la reparación de tejidos y el rejuvenecimiento, todos los cuales contribuyen al bienestar general, incluida la vitalidad sexual. Por el contrario, una mala calidad del sueño puede alterar el equilibrio hormonal, aumentar los niveles de estrés y disminuir la libido y el rendimiento sexual.

El papel de la nutrición en la salud sexual

La nutrición juega un papel crucial en el apoyo a la salud sexual al proporcionar al cuerpo nutrientes y antioxidantes esenciales que promueven el equilibrio hormonal, mejoran la circulación y mejoran la vitalidad general. Las frutas y verduras, en particular, son fuentes ricas en vitaminas, minerales y fitonutrientes que se ha demostrado que benefician la función sexual y la libido.

El poder de los jugos para la salud sexual

Los jugos ofrecen una manera conveniente y eficiente de incorporar una variedad de frutas y verduras ricas en nutrientes a la dieta, proporcionando un potente impulso a la salud y la vitalidad sexual. Al extraer los jugos naturales de los productos frescos, las personas pueden concentrar los nutrientes y antioxidantes esenciales en una forma deliciosa y fácilmente digerible, promoviendo una salud óptima desde dentro.

Ingredientes clave para los jugos para la salud sexual

Varias frutas y verduras son famosas por sus propiedades afrodisíacas y su capacidad para favorecer la salud sexual. Ingredientes como la sandía, la granada, la remolacha, las espinacas y el jengibre son ricos en vitaminas, minerales y compuestos bioactivos que promueven el flujo sanguíneo, mejoran la resistencia y aumentan la libido.

Recetas de Jugos para la Salud Sexual

- *Passion Pomegranate Elixir*: una tentadora mezcla de semillas frescas de granada, sandía y jengibre, este jugo está repleto de antioxidantes y nutrientes que promueven el flujo sanguíneo y aumentan la libido.

- *Vitality Beet Booster*: Rico en nitratos y hierro, este jugo combina remolacha, zanahoria y espinacas para favorecer la circulación, aumentar los niveles de energía y mejorar la resistencia sexual.

- *Sensual Green Goddess*: Una mezcla revitalizante de col rizada, pepino, apio y manzana verde, este jugo proporciona una potente dosis de vitaminas y minerales que promueven el equilibrio hormonal y la vitalidad general.

Incorporar jugos para la salud sexual a tu rutina

Agregar jugos para la salud sexual a tu rutina diaria es simple y sin esfuerzo. Disfrútalos como bebida refrescante por la mañana, como estimulante al mediodía o como preludio de momentos íntimos con tu pareja. Experimente con diferentes combinaciones de frutas y verduras para encontrar los sabores e ingredientes que más le gusten.

Al adoptar remedios naturales, como los jugos para la salud sexual, las personas pueden tomar medidas proactivas para mejorar la calidad del sueño, restaurar la vitalidad y mejorar la satisfacción sexual. Con el poder de la generosidad de la naturaleza al alcance de sus manos, pueden nutrir sus cuerpos, rejuvenecer sus mentes y cultivar una conexión más profunda con su yo sexual. Deje que estos jugos sean una adición deliciosa y vigorizante a su viaje hacia una salud y vitalidad sexual óptimas.

Capítulo 6: Consejos de estilo de vida para un bienestar sexual óptimo

Ejercicio y movimiento: mejorar su libido de forma natural

El bienestar sexual es una parte integral de la salud y la felicidad en general, e incorporar ejercicio y movimiento regulares a su estilo de vida puede desempeñar un papel importante en la mejora de su libido y satisfacción sexual de forma natural. En esta nota, exploraremos la importancia del ejercicio y el movimiento para el bienestar sexual, además de brindar consejos prácticos para incorporar la actividad física a su rutina diaria.

Comprender la conexión entre el ejercicio y la libido

Se ha demostrado que el ejercicio regular tiene numerosos beneficios para la salud y la función sexual. La actividad física aumenta el flujo sanguíneo por todo el cuerpo, incluidos los genitales, lo que puede mejorar la excitación y la capacidad de respuesta sexual. Además, el ejercicio libera endorfinas y otras hormonas que nos hacen sentir bien, lo que reduce los niveles de estrés y ansiedad, que son barreras comunes al deseo sexual.

Tipos de ejercicio para el bienestar sexual

1. Ejercicio cardiovascular: Actividades como caminar, correr, nadar y andar en bicicleta son formas excelentes de ejercicio cardiovascular que pueden mejorar la circulación, aumentar la resistencia y aumentar los niveles generales de energía, todo lo cual puede contribuir a una vida sexual más satisfactoria.

2. Entrenamiento de fuerza: desarrollar fuerza y resistencia muscular mediante actividades como levantamiento de pesas y ejercicios con peso corporal no solo mejora la condición física sino que también mejora la confianza y la imagen corporal, lo que conduce a una mayor autoestima sexual.

3. Yoga y Pilates: Estas prácticas mente-cuerpo se centran en la flexibilidad, el equilibrio y la atención plena, promoviendo la relajación y reduciendo la tensión tanto en el cuerpo como en la mente. El yoga, en particular, incluye posturas diseñadas específicamente para aumentar el flujo sanguíneo al área pélvica y mejorar la función sexual.

4. Ejercicios del suelo pélvico: Fortalecer los músculos del suelo pélvico mediante ejercicios como los de Kegel puede mejorar la sensación sexual, mejorar el control de la vejiga y ayudar a prevenir la disfunción eréctil y otros problemas de salud sexual.

Incorporar el ejercicio a su rutina

1. Establezca objetivos realistas: comience estableciendo objetivos de acondicionamiento físico alcanzables según su nivel actual de acondicionamiento físico y estilo de vida. Aumente gradualmente la intensidad y la duración de sus entrenamientos a medida que mejoren su resistencia y fuerza.

2. Encuentre actividades que disfrute: experimente con diferentes tipos de ejercicio para encontrar actividades que realmente disfrute. Ya sea bailar, hacer senderismo o practicar algún deporte, incorporar actividades divertidas y agradables a su rutina puede hacer que el ejercicio se sienta menos como una tarea ardua y más como una experiencia gratificante.

3. Hágalo social: hacer ejercicio con un compañero o amigo puede hacer que los

entrenamientos sean más agradables y motivarlo a mantenerse constante.
Considere unirse a un equipo deportivo, una clase de acondicionamiento físico o un grupo de ejercicio para conectarse con otras personas que comparten sus intereses.

4. Programe sesiones de ejercicio regulares: trate el ejercicio como una parte esencial de su rutina de cuidado personal programando sesiones de ejercicio regulares en su calendario. Trate de realizar al menos 150 minutos de actividad aeróbica de intensidad moderada o 75 minutos de actividad de intensidad vigorosa por semana, junto con ejercicios de fortalecimiento muscular durante dos o más días.

5. Sea consciente de su cuerpo: escuche las señales de su cuerpo y evite el esfuerzo excesivo o esforzarse demasiado, especialmente si es nuevo en el ejercicio o se está recuperando de una lesión. Preste atención a cómo los diferentes tipos de

ejercicio afectan sus niveles de energía y su estado de ánimo, y ajuste su rutina en consecuencia.

Incorporar ejercicio y movimiento regular a su estilo de vida es una forma poderosa de mejorar su libido, mejorar la función sexual y promover el bienestar sexual general. Al priorizar la actividad física y convertirla en una parte constante de su rutina, podrá disfrutar de los numerosos beneficios que el ejercicio tiene para ofrecer tanto para su bienestar físico como emocional. Recuerde que cada paso que dé para mejorar su estado físico es un paso hacia una vida sexual más saludable y satisfactoria.

Técnicas de manejo del estrés para una mente y un cuerpo sanos

El bienestar sexual es un aspecto integral del bienestar general, que abarca la salud física, mental y emocional. En el acelerado mundo actual, el estrés se ha convertido en un factor común que puede afectar significativamente la salud y la satisfacción sexual. Esta nota tiene como objetivo brindar consejos integrales sobre el estilo de vida y técnicas de manejo del estrés para promover un bienestar sexual óptimo y apoyar una mente y un cuerpo sanos.

Comprender el estrés y el bienestar sexual

El estrés es una respuesta natural a diversos desafíos de la vida, pero el estrés crónico puede tener efectos perjudiciales en la salud sexual. Los altos niveles de estrés pueden provocar disminución de la libido, disfunción eréctil y dificultad para alcanzar el orgasmo, entre otros problemas. Además, el estrés puede afectar negativamente las relaciones, la comunicación y la intimidad entre parejas.

Consejos de estilo de vida para promover el bienestar sexual

1. Priorice el cuidado personal: participe en prácticas regulares de cuidado personal, como dormir lo suficiente, una dieta nutritiva, ejercicio regular y técnicas de relajación. Cuidar su salud física y mental es esencial para el bienestar general, incluida la salud sexual.

2. Maneje el estrés de manera efectiva: identifique las fuentes de estrés en su vida y desarrolle estrategias para manejarlas de manera efectiva. Esto puede incluir practicar meditación de atención plena, ejercicios de respiración profunda, relajación muscular progresiva o yoga. Encuentre actividades que le ayuden a relajarse y descansar, promoviendo un estado mental de calma y paz.

3. Mantenga un estilo de vida saludable: Adoptar un estilo de vida saludable puede impactar positivamente el bienestar sexual. Limite el consumo de alcohol, evite fumar y practique sexo seguro para reducir el riesgo de infecciones de transmisión sexual. Consuma una dieta equilibrada rica en frutas, verduras, proteínas magras y cereales integrales para respaldar la salud y la vitalidad en general.

4. Comuníquese abiertamente con su pareja: la comunicación eficaz es clave para una relación sexual sana y satisfactoria. Habla de tus deseos, preocupaciones y límites con tu pareja de forma abierta y honesta. La comprensión y el respeto mutuos son esenciales para fomentar la intimidad y la conexión en una relación.

5. Explora la sensualidad y la intimidad: concéntrate en mejorar la sensualidad y la intimidad con tu pareja a través de

actividades no sexuales como abrazos, besos y conversaciones íntimas. Desarrollar cercanía y conexión emocional puede profundizar la intimidad y fortalecer el vínculo entre la pareja.

6. Busque ayuda profesional cuando sea necesario: si el estrés u otros factores están afectando significativamente su bienestar sexual, no dude en buscar apoyo de un proveedor de atención médica o un profesional de salud mental. Pueden ofrecer orientación, apoyo y recursos para abordar problemas subyacentes y mejorar la salud sexual.

El bienestar sexual óptimo se puede lograr mediante una combinación de factores de estilo de vida, técnicas de manejo del estrés y una comunicación abierta con su pareja. Al priorizar el cuidado personal, gestionar el estrés de forma eficaz y fomentar la intimidad y la conexión, las personas pueden promover una mente y un cuerpo sanos, lo que conduce a una mayor satisfacción sexual y bienestar general. Recuerde que el bienestar sexual es un componente esencial de una vida plena y equilibrada, que merece atención, cuidado y cariño.

La importancia de la comunicación y la intimidad en las relaciones

Mantener el bienestar sexual es crucial para el bienestar general y la satisfacción de la relación. Esta nota sirve como una guía completa de consejos de estilo de vida destinados a promover una salud sexual óptima, con un enfoque particular en fomentar la comunicación y la intimidad dentro de las relaciones.

El bienestar sexual abarca aspectos físicos, emocionales, mentales y sociales de la sexualidad. Implica sentirse positivamente con el propio cuerpo, tener experiencias sexuales satisfactorias y fomentar relaciones saludables basadas en la confianza y el respeto. Lograr el bienestar sexual requiere un enfoque holístico que aborde factores tanto individuales como relacionales.

El papel de la comunicación

La comunicación efectiva es la piedra angular de unas relaciones sexuales saludables. El diálogo abierto y honesto permite a los socios expresar sus deseos, límites e inquietudes, fomentando el entendimiento y la confianza mutuos. La comunicación también permite a las parejas explorar nuevas experiencias sexuales, negociar el consentimiento y afrontar desafíos juntos.

Consejos para mejorar la comunicación:

1. Cree un espacio seguro: establezca un entorno en el que ambos socios se sientan cómodos hablando de temas sexuales sin temor a ser juzgados o criticados.
2. Practica la escucha activa: escucha atentamente las necesidades y deseos de tu pareja, validando sus sentimientos y experiencias.
3. Sea honesto y transparente: comparta abiertamente sus propios pensamientos, sentimientos e inquietudes, promoviendo la transparencia y la autenticidad en la relación.
4. Utilice declaraciones en primera persona: comuníquese utilizando declaraciones en primera persona para expresar sus propios sentimientos y experiencias sin culpar ni acusar a su pareja.
5. Busque ayuda profesional: si persisten las barreras de comunicación, considere buscar orientación de un terapeuta o consejero especializado en salud sexual y relaciones.

El poder de la intimidad

La intimidad va más allá de la atracción física y la actividad sexual; Implica cercanía emocional, vulnerabilidad y conexión entre socios. Cultivar la intimidad fortalece el vínculo entre las parejas, mejorando la satisfacción de la relación y la realización sexual. Las relaciones íntimas se caracterizan por la confianza, la empatía y el apoyo mutuo, fomentando un sentido de seguridad y pertenencia.

Consejos para fomentar la intimidad:

1. Priorice el tiempo de calidad juntos: dedique tiempo a conectarse con su pareja a través de actividades compartidas, conversaciones significativas y gestos afectuosos.
2. Exprese gratitud y aprecio: reconozca y celebre las fortalezas, los esfuerzos y las contribuciones de su pareja a la relación,

fomentando un sentido de admiración y respeto mutuos.

3. Practique el afecto físico: participe en contacto no sexual, como abrazarse, tomarse de la mano y abrazarse, para promover sentimientos de cercanía y conexión.

4. Acepta la vulnerabilidad: comparte tus pensamientos, miedos y sueños más íntimos con tu pareja, permitiéndole ver tu yo auténtico y viceversa.

5. Explore intereses compartidos: descubran nuevos pasatiempos, intereses y experiencias juntos, profundizando su conexión y creando recuerdos duraderos.

Al priorizar la comunicación y la intimidad en sus relaciones, las personas pueden mejorar su bienestar sexual y la satisfacción general de su relación. A través del diálogo abierto, el respeto mutuo y la conexión emocional, las parejas pueden superar los desafíos, celebrar los éxitos y cultivar juntos experiencias sexuales plenas y satisfactorias.

Recuerde que el bienestar sexual es un viaje continuo que requiere esfuerzo, compromiso y dedicación de ambos socios.

Capítulo 7: Integración de los jugos con la medicina tradicional

Explorando la intersección de los remedios naturales y la medicina moderna

A lo largo de los años, ha resurgido el interés por los enfoques holísticos de la salud y el bienestar, y muchas personas buscan remedios naturales para complementar los tratamientos médicos tradicionales. Uno de esos enfoques que ha ganado popularidad son los jugos: el proceso de extraer jugos ricos en nutrientes de frutas y verduras para crear bebidas deliciosas y nutritivas.

Esta nota profundiza en la intersección de los jugos y la medicina tradicional, explorando cómo estos dos enfoques pueden integrarse para promover la salud y el bienestar general. Al comprender los beneficios de los jugos y sus posibles sinergias con la medicina moderna, las personas pueden tomar decisiones informadas sobre su salud y explorar nuevas vías de curación y autocuidado.

Los beneficios de los jugos:
Los jugos ofrecen una manera conveniente y deliciosa de aumentar la ingesta de frutas y verduras, que son ricas en vitaminas, minerales y antioxidantes esenciales. Estos nutrientes desempeñan funciones cruciales en el apoyo a los procesos naturales de desintoxicación del cuerpo, estimulando el sistema inmunológico y promoviendo la salud y la vitalidad en general.

Además, los jugos pueden ayudar a las personas a mantener un peso saludable, mejorar la digestión y aumentar los niveles de energía. Al consumir regularmente jugos frescos y ricos en nutrientes, las personas pueden experimentar mejoras en su piel, cabello y apariencia general, así como una mayor claridad mental y concentración.

Integración con la Medicina Tradicional:
Si bien los jugos no reemplazan los
tratamientos médicos tradicionales, pueden
complementar las terapias existentes y
respaldar la salud y el bienestar general.
Muchas frutas y verduras utilizadas en jugos
se han estudiado por sus posibles beneficios
para la salud, incluida su capacidad para
reducir la inflamación, disminuir la presión
arterial y mejorar la salud cardiovascular.

Al incorporar jugos frescos en sus dietas, las
personas pueden proporcionar a sus cuerpos
los nutrientes esenciales necesarios para
una salud y curación óptimas. Los jugos
también se pueden utilizar como parte de un
enfoque holístico para controlar
enfermedades crónicas como la diabetes, la
artritis y los trastornos autoinmunes, junto
con los tratamientos médicos
convencionales.

Explorando sinergias y consideraciones:

Al integrar los jugos con la medicina tradicional, es esencial considerar las necesidades de salud individuales, las preferencias y cualquier condición médica existente. Consultar con un profesional de la salud o un nutricionista puede ayudar a las personas a desarrollar planes de jugos personalizados que se alineen con sus objetivos generales de salud y planes de tratamiento médico.

Además, es importante reconocer que, si bien los jugos pueden ofrecer numerosos beneficios para la salud, no son adecuados para todos. Es posible que algunas personas necesiten limitar la ingesta de determinadas frutas y verduras debido a alergias, sensibilidades o afecciones médicas específicas. La moderación y la variedad son claves a la hora de incorporar zumos a una dieta equilibrada.

La integración de los jugos con la medicina tradicional ofrece una oportunidad apasionante para explorar las sinergias entre los remedios naturales y las prácticas sanitarias modernas. Al incorporar jugos frescos y ricos en nutrientes a sus dietas, las personas pueden respaldar su salud y bienestar general y al mismo tiempo complementar los tratamientos médicos tradicionales.

En última instancia, la clave radica en encontrar un equilibrio que funcione para cada individuo, teniendo en cuenta sus necesidades de salud, preferencias y factores de estilo de vida únicos. Ya sea que se utilicen como un ritual de bienestar diario o como parte de un plan de tratamiento integral, los jugos tienen el potencial de mejorar la salud, la vitalidad y la longevidad de quienes aprovechan sus beneficios.

Colaboración con proveedores de atención médica para el bienestar sexual integral

A lo largo de los años, el concepto de bienestar sexual holístico ha ganado fuerza a medida que las personas buscan enfoques integrales para abordar los problemas de salud sexual más allá de los simples tratamientos médicos. La integración de los jugos con la medicina tradicional ofrece una vía prometedora para mejorar el bienestar sexual, ya que combina los beneficios de los jugos ricos en nutrientes con intervenciones médicas basadas en evidencia. Esta nota explora las sinergias entre los jugos y la medicina tradicional, enfatizando la importancia de la colaboración con los proveedores de atención médica para obtener resultados óptimos.

- Beneficios de los jugos para el bienestar sexual

- Absorción de nutrientes: los jugos permiten la ingesta concentrada de vitaminas, minerales y antioxidantes esenciales que respaldan la salud sexual, incluida la vitamina C, zinc, magnesio y folato.

- Hidratación: Una hidratación adecuada es fundamental para una función sexual óptima, ya que ayuda a mantener el flujo sanguíneo y la lubricación. Los jugos pueden contribuir a la hidratación y al mismo tiempo proporcionar nutrientes adicionales beneficiosos para el bienestar sexual.

- Desintoxicación: Ciertas frutas y verduras contienen propiedades desintoxicantes que favorecen la función hepática y el equilibrio hormonal, lo que puede impactar positivamente en la salud sexual.

- Alcalinidad: Los jugos elaborados con alimentos ricos en alcalinos, como las verduras de hojas verdes y los pepinos, pueden ayudar a equilibrar los niveles de pH del cuerpo, creando un ambiente propicio para la vitalidad sexual.

Colaboración con proveedores de atención médica

Si bien los jugos pueden ofrecer valiosos beneficios para el bienestar sexual, es esencial integrar este enfoque con la medicina tradicional bajo la guía de los proveedores de atención médica. La colaboración con profesionales médicos, incluidos médicos de atención primaria, ginecólogos, urólogos y nutricionistas, garantiza un enfoque integral y basado en evidencia para la salud sexual.

- Consideraciones clave para la colaboración

- Historial médico: los proveedores de atención médica pueden evaluar los historiales médicos individuales, incluidas las condiciones de salud subyacentes, los medicamentos y las alergias, para personalizar las recomendaciones de jugos y garantizar la compatibilidad con los tratamientos tradicionales.

- Necesidades nutricionales: los nutricionistas o dietistas pueden brindar orientación personalizada sobre recetas de jugos y modificaciones dietéticas para abordar deficiencias nutricionales específicas u objetivos de salud relacionados con el bienestar sexual.

- Monitoreo y evaluación: el monitoreo regular de los indicadores de salud sexual, como la libido, la función eréctil, los niveles hormonales y el bienestar general, permite a los proveedores de atención médica realizar un seguimiento del progreso y ajustar los planes de tratamiento según sea necesario.

- Educación y apoyo: los proveedores de atención médica desempeñan un papel crucial en educar a los pacientes sobre los beneficios y limitaciones de los jugos para el bienestar sexual, así como en abordar cualquier inquietud o idea errónea. También pueden ofrecer apoyo emocional y aliento durante todo el camino hacia una mejor salud sexual.

La integración de los jugos con la medicina tradicional ofrece un enfoque holístico para el bienestar sexual que aborda los aspectos físicos, emocionales y nutricionales de la salud sexual. Al colaborar con los proveedores de atención médica, las personas pueden aprovechar las sinergias entre los jugos y los tratamientos convencionales para lograr un bienestar sexual óptimo y mejorar su calidad de vida en general.

Consejos para una integración segura y eficaz de los jugos con los medicamentos

Los jugos han ganado popularidad como método para mejorar la salud y el bienestar, ofreciendo una forma conveniente de consumir una variedad de frutas y verduras en forma concentrada. Sin embargo, cuando se trata de integrar los jugos con la medicina tradicional, particularmente con los medicamentos, es esencial proceder con precaución para garantizar la seguridad y eficacia. Esta nota brinda valiosos consejos y consideraciones para las personas que buscan incorporar jugos en su rutina de bienestar mientras toman medicamentos.

Comprender los conceptos básicos

Antes de profundizar en la integración de los jugos con los medicamentos, es fundamental tener un conocimiento sólido tanto de los jugos como de la medicina tradicional. La elaboración de jugos implica la extracción de líquido de frutas y verduras, generalmente usando un exprimidor, para crear bebidas ricas en nutrientes. La medicina tradicional abarca una amplia gama de prácticas, incluidos medicamentos recetados por profesionales de la salud para tratar diversas afecciones de salud.

Consulta con el proveedor de atención médica

Uno de los pasos más importantes para integrar los jugos con los medicamentos es consultar con un proveedor de atención médica. Los profesionales de la salud, como médicos o farmacéuticos, pueden brindar orientación personalizada basada en el historial médico de un individuo, su estado de salud actual y su régimen de medicación específico. Pueden ofrecer información sobre posibles interacciones entre ciertas frutas, verduras o suplementos comúnmente utilizados en jugos y medicamentos recetados.

Conciencia de posibles interacciones

Ciertas frutas y verduras que se usan comúnmente en jugos pueden interactuar con medicamentos específicos, afectando su absorción, metabolismo o efectividad. Por ejemplo, se sabe que el jugo de toronja interactúa con una amplia gama de medicamentos, incluidas las estatinas, ciertos medicamentos para la presión arterial y los inmunosupresores. Otras frutas y verduras, como la col rizada, las espinacas y el brócoli, contienen compuestos que pueden interferir con el metabolismo de ciertos fármacos.

Consideraciones de tiempo

El momento de la toma de jugos y medicamentos es otro aspecto crucial a considerar. Es posible que sea necesario tomar algunos medicamentos con el estómago vacío, mientras que otros deben tomarse con alimentos para minimizar los efectos secundarios o mejorar la absorción. Las personas deben consultar a su proveedor de atención médica para determinar el mejor momento para consumir jugo en relación con su horario de medicación.

Monitoreo de efectos adversos

Al integrar los jugos con los medicamentos, es esencial controlar cualquier efecto adverso o cambio en el estado de salud. Las personas deben prestar atención a síntomas como náuseas, mareos, cambios en la presión arterial o los niveles de azúcar en sangre, o cualquier otra reacción inusual que pueda ocurrir después de consumir jugo junto con medicamentos. Cualquier síntoma preocupante debe informarse de inmediato a un proveedor de atención médica para una evaluación adicional.

Enfoque personalizado

Es importante reconocer que la integración de los jugos con los medicamentos no es un enfoque único para todos. Se deben tener en cuenta factores como los objetivos de salud individuales, las afecciones médicas, los regímenes de medicación y las preferencias dietéticas al desarrollar un plan personalizado para tomar jugos junto con la medicina tradicional. Trabajar en estrecha colaboración con un proveedor de atención médica puede ayudar a las personas a adaptar sus prácticas de extracción de jugos para complementar su plan de bienestar general de manera segura y efectiva.

La integración de los jugos con la medicina tradicional puede ser un componente valioso de un enfoque holístico de la salud y el bienestar. Siguiendo los consejos descritos en esta nota, las personas pueden

cruciales para una función sexual óptima. Además, la abundancia de vitaminas, minerales y antioxidantes que se encuentran en las frutas y verduras frescas puede promover la salud cardiovascular, reducir la inflamación y respaldar los procesos naturales de desintoxicación del cuerpo, todo lo cual contribuye a un mayor bienestar sexual.

Es esencial abordar los jugos para la salud sexual como parte de una estrategia integral de estilo de vida que incluya ejercicio regular, manejo del estrés, sueño adecuado y relaciones saludables. Los jugos pueden complementar estos factores del estilo de vida al proporcionar una forma conveniente y agradable de aumentar la ingesta de nutrientes esenciales que respaldan la vitalidad sexual.

Además, es esencial consultar con profesionales de la salud, incluidos naturópatas, nutricionistas y profesionales holísticos, para garantizar que los jugos se alineen con los objetivos y necesidades de salud individuales. La integración de los jugos con la medicina tradicional puede ofrecer un enfoque sinérgico para la salud y el bienestar, aprovechando el poder tanto de la ciencia moderna como de la sabiduría antigua para promover la vitalidad y la longevidad.

Los jugos para la salud sexual no son una solución rápida ni una solución independiente, sino más bien una herramienta valiosa en el camino hacia el bienestar integral. Al adoptar los jugos como parte de un estilo de vida equilibrado y consciente de la salud, las personas pueden desbloquear todo su potencial de vitalidad, placer y satisfacción en todas las áreas de la vida.

Recursos para una mayor exploración

- Libros:

- La Biblia de los jugos de Pat Crocker
- Jugos para la salud: 81 recetas de jugos y 76 ingredientes que han demostrado mejorar la salud y la vitalidad por Mendocino Press
- La guía completa para hacer jugos, revisada y actualizada: todo lo que necesita saber para aprovechar al máximo su exprimidor por John Chatham

- Sitios web:
- Jugos para la salud (juicing-for-health.com)
- Reiniciar con Joe (rebootwithjoe.com)
- El experto en jugos (thejuicingexpert.com)

- Comunidades en línea:
- Grupo de Facebook Jugos para la Salud
- Comunidad de jugos de Reddit (reddit.com/r/juicing)

- Pódcast:
- El podcast de jugos

- El podcast de salud definitivo

- Documentales:
- Gordo, enfermo y casi muerto (2010) - Dirigida por Joe Cross
- ¡Súper jugo! (2014) - Dirigida por Jason Vale

- Organizaciones profesionales:
- Sociedad Internacional de Medicina Sexual (issm.info)
- Asociación Estadounidense de Educadores, Consejeros y Terapeutas en Sexualidad (aasect.org)
- Medicina Integrativa para la Salud Mental (immh.org)

Estos recursos ofrecen información valiosa, inspiración y apoyo para aquellos interesados en explorar los jugos para la salud sexual y el bienestar general. Recuerde abordar cualquier cambio en la dieta o el estilo de vida con atención y consideración a las necesidades de salud individuales, y consulte siempre con profesionales de la salud calificados para obtener orientación y asesoramiento personalizados.

Apéndice: Índice de recetas

Apéndice: Índice de recetas

Guía de referencia rápida de recetas de jugos que aumentan la libido

¡Bienvenido a la Guía de referencia rápida de recetas de jugos que aumentan la libido! En esta guía completa, descubrirá una variedad de recetas de jugos deliciosas y nutritivas diseñadas para mejorar su libido y su vitalidad sexual. Ya sea que esté buscando darle vida a su vida amorosa o simplemente aumentar su bienestar general, estas recetas ofrecen una forma natural y placentera de apoyar su salud sexual.

Cada receta de esta guía está cuidadosamente elaborada utilizando una combinación de frutas, verduras y otros ingredientes conocidos por sus propiedades para mejorar la libido. Desde refrescantes mezclas de cítricos hasta brebajes ricos y deliciosos, hay algo para que todos disfruten. Además, con instrucciones fáciles de seguir y consejos útiles, estarás preparando jugos que aumentan la libido en poco tiempo.

Pero antes de sumergirnos en las recetas, echemos un vistazo más de cerca a los ingredientes que aparecen en estos jugos y cómo pueden ayudar a mantener una libido saludable:

1. Frutas: Las frutas como las fresas, la sandía y los higos son ricas en vitaminas, minerales y antioxidantes que pueden ayudar a mejorar el flujo sanguíneo y mejorar la función sexual.

2. Verduras: Las verduras de hojas verdes como las espinacas y la col rizada están repletas de nutrientes que respaldan la salud y la vitalidad en general, incluidos el magnesio y el folato, que son importantes para la salud sexual.

3. Hierbas y especias: Ingredientes como el jengibre, la canela y el ginseng se han

utilizado durante mucho tiempo en la medicina tradicional para aumentar la libido y mejorar el rendimiento sexual.

4. Frutos secos y semillas: Las almendras, las nueces y las semillas de calabaza son excelentes fuentes de ácidos grasos esenciales y zinc, que son importantes para la producción hormonal y la salud sexual.

Ahora, sin más preámbulos, exploremos algunas recetas tentadoras de jugos que seguramente harán que tu libido aumente:

1. Passion Punch: esta vigorizante mezcla combina sandía, fresas y menta para obtener una refrescante explosión de sabor perfecta para un caluroso día de verano.

2. Cítricos sensuales: Naranjas, pomelos y un toque de jengibre se combinan en este sabroso brebaje que seguramente despertará tus sentidos y revitalizará tu libido.

3. Elixir exótico: Transpórtate a un paraíso tropical con esta exótica mezcla de piña, mango y agua de coco, con un toque de cúrcuma para darle más sabor.

4. Poción de amor: Disfrute de los deliciosos sabores del chocolate y las cerezas con este rico y cremoso batido que es tan delicioso como estimulante de la libido.

5. Vitality Booster: Comience su día con esta mezcla energizante de espinacas, col rizada y plátano, repleta de nutrientes para alimentar su cuerpo y mejorar su vitalidad sexual.

Recuerde, la clave para aprovechar los beneficios de estos jugos que aumentan la libido es la constancia. Incorporarlos a su rutina diaria junto con una dieta equilibrada y ejercicio regular puede ayudar a respaldar su salud sexual y su bienestar general con el tiempo.

Recetas de jugos para aumentar la libido

1. Poción de la pasión: piña, mango, jengibre y lima

2. Berry Bliss: arándanos, frambuesas, fresas y remolacha

3. Ralladura de cítricos: naranjas, pomelos y limones

4. Poder de granada: granada, cerezas y manzana

5. Jengibre especiado: zanahorias, manzanas y jengibre fresco

6. Maravilla de la sandía: sandía, pepino y menta

7. Tentación tropical: papaya, kiwi y piña

8. Diosa verde: espinacas, col rizada, manzana y limón

9. Impulso de remolacha: remolacha, zanahoria y naranja

10. Mango Magic: mango, plátano y agua de coco

11. Sueño de aguacate: aguacate, piña y espinacas

12. Cítricos picantes: naranjas, pomelos, jengibre y pimienta de cayena

13. Amuleto de zanahoria: zanahorias, naranjas y jengibre

14. Enfriador de pepino: pepino, apio, manzana y menta

15. Delicia de lima-limón: limón, lima, melón dulce y menta

16. Mezcla de melón: melón, melón dulce y sandía

17. Blueberry Blast: arándanos, plátano y leche de almendras

18. Cherry Cheer: cerezas, espinacas y piña

19. Placer de melocotón: melocotones, mango y agua de coco

20. Ambrosía de manzana: manzanas, uvas y canelas

21. Kiwi Kiss: kiwi, piña y espinacas

22. Pineapple Paradise: piña, agua de coco y menta

23. Basil Berry Breeze: fresas, arándanos, albahaca y lima

24. Sorpresa de espinacas: espinacas, pera, uvas y limón

25. Resplandor de pomelo: pomelos, naranjas y fresas

26. Tónico de cúrcuma: zanahorias, naranjas, cúrcuma y jengibre

27. Minty Marvel: manzanas, pepinos, menta y limón

28. Diosa de la guayaba: guayaba, mango y papaya

29. Pera apasionada: peras, fresas y kiwi

30. Sensación de canela: manzanas, canela y miel

31. Elixir de limón y jengibre: limones, jengibre, miel y agua

32. Rapto de frambuesa: frambuesas, fresas y moras

33. Trituración de zanahoria y manzana: zanahorias, manzanas y apio

34. Mango Mint Madness: mango, menta, agua de coco y lima

35. Kale Kick: col rizada, piña y naranja

36. Berry Basil Blast: arándanos, fresas, albahaca y agua de coco

37. Splash de naranja y zanahoria: naranjas, zanahorias y jengibre

38. Placer de piña y papaya: piña, papaya y mango

Estas deliciosas y nutritivas recetas de jugos están repletas de ingredientes que aumentan la libido para ayudar a darle vida a tu vida amorosa y revitalizar tus niveles de energía. Disfrute de estos brebajes refrescantes como parte de un estilo de vida saludable y obtenga los beneficios de una mayor vitalidad y bienestar sexual.

Entonces, ¿por qué esperar? Comience a explorar estas deliciosas recetas de jugos hoy y dé el primer paso para recuperar su vitalidad sexual y mejorar su vida amorosa.

¡Salud 🥂 por una vida más saludable y feliz!